DAUERHAFTE UND NATÜRLICHE HEILUNG DER EREKTILEN DYSFUNKTION

So heilen Sie Erektionsstörungen (erektile Dysfunktion, ED) dauerhaft mit natürlichen Heilmitteln für eine zufriedenstellende sexuelle Leistungsfähigkeit

Dr. Fredrick Kim

INHALTSVERZEICHNIS

EINFÜHRUNG

Erektile Dysfunktion (ED) ist eine weit verbreitete Erkrankung, die Millionen von Männern weltweit betrifft. Sie ist gekennzeichnet durch die anhaltende Unfähigkeit, eine für eine zufriedenstellende sexuelle Leistungsfähigkeit ausreichende Erektion zu erreichen oder aufrechtzuerhalten. Während es normal ist, dass Männer gelegentlich Erektionsprobleme haben, kann anhaltende ED zu Stress führen, das Selbstwertgefühl beeinträchtigen und Beziehungen beeinträchtigen. Dieser Zustand kann durch eine Vielzahl von Faktoren beeinflusst werden, darunter körperliche Gesundheitsprobleme, psychische Erkrankungen, Lebensstilentscheidungen und bestimmte Medikamente.

Erektile Dysfunktion verstehen

Bei erektiler Dysfunktion handelt es sich nicht nur um die Unfähigkeit, sexuell aktiv zu sein; sie ist oft ein Symptom umfassenderer gesundheitlicher Probleme. Die Erkrankung kann durch Probleme mit der Durchblutung, der Nervenversorgung oder dem Hormonspiegel verursacht werden. Faktoren wie Alter, Herz-Kreislauf-Erkrankungen, Diabetes, Fettleibigkeit und Lebensgewohnheiten wie Rauchen und übermäßiger Alkoholkonsum können zur Entwicklung von ED beitragen. Darüber hinaus können psychische Probleme wie Stress, Angstzustände und Depressionen das Problem verschlimmern.

Häufige Ursachen für erektile Dysfunktion

Körperliche Ursachen: Dazu gehören Herz-Kreislauf-Erkrankungen, Bluthochdruck, hoher Cholesterinspiegel, Diabetes, Fettleibigkeit, hormonelle Ungleichgewichte und bestimmte Medikamente. Schlechte Durchblutung, Nervenschäden und hormonelle Veränderungen sind einige der körperlichen Störungen, die zu ED führen können.

Psychische Ursachen: Stress, Angstzustände, Depressionen und Beziehungsprobleme können zu erektiler Dysfunktion beitragen oder diese verschlimmern. Psychische Probleme sind häufig die Ursache oder Folge der Erkrankung und erzeugen einen Teufelskreis, der nur schwer zu durchbrechen ist.

Lebensstilfaktoren: Rauchen, übermäßiger Alkoholkonsum, Bewegungsmangel und schlechte Ernährung sind die Hauptursachen für erektile Dysfunktion. Diese Faktoren können die allgemeine Gesundheit beeinträchtigen, einschließlich der Durchblutung und des Hormonspiegels, die für die Erektionsfunktion entscheidend sind.

Die Bedeutung natürlicher Ansätze

Obwohl pharmazeutische Behandlungen wie Viagra und Cialis weit verbreitet sind, bekämpfen sie nicht die Grundursachen der erektilen Dysfunktion und können unerwünschte Nebenwirkungen haben. Natürliche Ansätze konzentrieren sich auf die Verbesserung der allgemeinen Gesundheit und des Wohlbefindens und zielen auf die zugrunde liegenden Ursachen der erektilen Dysfunktion ab, anstatt nur die Symptome zu überdecken. Indem sie Lebensstilfaktoren, Ernährungsgewohnheiten, geistige Gesundheit und körperliches Wohlbefinden berücksichtigen, bieten diese Methoden einen ganzheitlichen Ansatz zur nachhaltigen Verbesserung der erektilen Funktion.

Natürliche Behandlungen können Änderungen des Lebensstils umfassen, wie z. B. regelmäßige Bewegung, eine herzgesunde Ernährung und Raucherentwöhnung. Stressbewältigungstechniken, natürliche Nahrungsergänzungsmittel und alternative Therapien wie Akupunktur können ebenfalls eine Rolle spielen. Bei vielen Männern können diese Ansätze nicht nur die Erektionsfähigkeit verbessern, sondern auch die allgemeine Lebensqualität steigern, was zu mehr Energie, besserer geistiger und körperlicher Gesundheit führt.

Was Sie von diesem Handbuch erwarten können
Dieser Leitfaden untersucht eine breite Palette natürlicher Strategien zur Behandlung und möglichen Überwindung von Erektionsstörungen. Vom Verständnis der Grundursachen bis hin zur Umsetzung von Lebensstiländerungen und der Erforschung pflanzlicher Heilmittel bietet diese umfassende Ressource praktische und wirksame Lösungen, die auf individuelle Bedürfnisse zugeschnitten sind. Egal, ob Sie kleine Anpassungen vornehmen oder Ihren Lebensstil grundlegend umstellen möchten, dieser Leitfaden bietet wertvolle Einblicke und umsetzbare Schritte, um auf natürliche Weise eine bessere Erektionsgesundheit zu erreichen.

Durch die Anwendung dieser natürlichen Methoden können Sie nicht nur die erektile Dysfunktion behandeln, sondern auch Ihre allgemeine Gesundheit und Ihr Wohlbefinden verbessern und so zu einem zufriedeneren und ausgeglicheneren Leben beitragen.

KAPITEL 1

Identifizieren und Behandeln zugrunde liegender Gesundheitszustände

Eine der effektivsten Möglichkeiten, Erektionsstörungen (erektile Dysfunktion, ED) auf natürliche Weise zu behandeln, besteht darin, die zugrunde liegenden Gesundheitsprobleme zu identifizieren und zu behandeln, die zum Problem beitragen. ED ist oft ein frühes Warnsignal für ernstere Gesundheitsprobleme wie Herz-Kreislauf-Erkrankungen oder Diabetes, und die Behandlung dieser Probleme kann die Erektionsfähigkeit deutlich verbessern.

Umgang mit chronischen Erkrankungen

Herz-Kreislauf-Erkrankungen: Die Gesundheit Ihres Herzens und Ihrer Blutgefäße spielt eine entscheidende Rolle bei der Erektionsfähigkeit. Erkrankungen wie Bluthochdruck, hoher Cholesterinspiegel und Arteriosklerose (Arterienverkalkung) können den Blutfluss zum Penis einschränken, was es schwierig macht, eine Erektion zu erreichen oder aufrechtzuerhalten. Die Behandlung dieser Erkrankungen durch Änderungen des Lebensstils, wie z. B. eine herzgesunde Ernährung, regelmäßige Bewegung und vom Arzt verschriebene Medikamente, kann die erektile Dysfunktion verbessern.

Diabetes: Diabetes ist aufgrund seiner schädlichen Auswirkungen auf Nerven und Blutgefäße eine der Hauptursachen für erektile Dysfunktion. Eine ordnungsgemäße Kontrolle des Blutzuckerspiegels durch Ernährung, Bewegung und Medikamente kann erektile Dysfunktion verhindern oder deren Schweregrad verringern. Eine regelmäßige Überwachung des Blutzuckerspiegels und eine enge Zusammenarbeit mit einem Arzt sind wichtige Schritte.

Fettleibigkeit: Übergewicht kann zu erektiler Dysfunktion beitragen, da es das Risiko von Herz-Kreislauf-Erkrankungen, Diabetes und hormonellen Ungleichgewichten erhöht. Eine Gewichtsabnahme durch eine ausgewogene Ernährung und regelmäßige körperliche Aktivität kann die erektile Funktion und die allgemeine Gesundheit verbessern.

Hormonelle Ungleichgewichte: Ein niedriger Testosteronspiegel kann zu erektiler Dysfunktion führen. Faktoren wie Fettleibigkeit, Alter und chronische Krankheiten können die Hormonproduktion beeinträchtigen. Lebensstiländerungen wie Gewichtsabnahme, Bewegung, Stressabbau und manchmal eine Hormonersatztherapie unter ärztlicher Aufsicht können helfen, das Gleichgewicht wiederherzustellen.

Regelmäßige Gesundheitsuntersuchungen
Routineuntersuchungen: Regelmäßige medizinische Untersuchungen sind wichtig, um Erkrankungen, die zu erektiler Dysfunktion führen können, frühzeitig zu erkennen. Blutuntersuchungen, Blutdrucküberwachung und Screenings auf Diabetes und Cholesterinspiegel können helfen, Probleme zu erkennen, bevor sie ernster werden.

Untersuchungen der Herzgesundheit: Da erektile Dysfunktion ein frühes Anzeichen einer Herzerkrankung sein kann, ist es wichtig, die Herzgesundheit durch Tests wie Elektrokardiogramme (EKG), Stresstests und Gefäßuntersuchungen gemäß den Empfehlungen Ihres Arztes zu beurteilen.

Medikamentenüberprüfung

Nebenwirkungen von Medikamenten: Bestimmte Medikamente, wie etwa gegen Bluthochdruck, Depressionen oder Prostatabeschwerden, können zu erektiler Dysfunktion beitragen. Eine Überprüfung Ihrer Medikamente durch einen Arzt kann dabei helfen, Medikamente zu identifizieren, die erektile Dysfunktion verursachen oder verschlimmern könnten, und alternative Behandlungsmöglichkeiten können erkundet werden.

Änderungen des Lebensstils

Bewegung: Regelmäßige körperliche Aktivität verbessert die Durchblutung, steigert die Energie und verringert das Risiko chronischer Krankheiten, die zu erektiler Dysfunktion beitragen. Streben Sie mindestens 150 Minuten moderate aerobe Bewegung pro Woche an, z. B. zügiges Gehen oder Radfahren, zusammen mit Krafttrainingsübungen.

Gesunde Ernährung: Eine Ernährung, die die Herz-Kreislauf-Gesundheit unterstützt, kann ED lindern. Konzentrieren Sie sich auf Vollwertkost wie Obst, Gemüse, magere Proteine, Vollkornprodukte und gesunde Fette. Begrenzen Sie verarbeitete Lebensmittel, Zucker und fettreiche Mahlzeiten.

Stressbewältigung: Chronischer Stress und Angstzustände können ED verschlimmern, indem sie den Hormonspiegel und die allgemeine psychische Gesundheit beeinträchtigen. Techniken wie Achtsamkeit, Meditation, Yoga und Atemübungen können helfen, Stress zu bewältigen.

Schlafstörungen behandeln

Schlafapnoe und erektile Dysfunktion: Schlafstörungen wie Schlafapnoe können sich auf den Hormonspiegel und die Herz-Kreislauf-Gesundheit auswirken und zu erektiler Dysfunktion beitragen. Die Behandlung von Schlafapnoe durch Änderungen des Lebensstils, ein CPAP-Gerät (Continuous Positive Airway Pressure) oder andere medizinische Eingriffe kann die erektile Funktion verbessern.

Verbesserung der Schlafhygiene: Eine gute Schlafhygiene, wie z. B. die Einhaltung eines regelmäßigen Schlafrhythmus, die Schaffung einer erholsamen Umgebung und das Vermeiden von Bildschirmen vor dem Schlafengehen, kann die allgemeine Gesundheit verbessern und die Symptome der erektilen Dysfunktion verringern.

Überwachung und Anpassung von Behandlungsplänen

Zusammenarbeit mit Gesundheitsdienstleistern: Regelmäßige Konsultationen mit Gesundheitsdienstleistern sind unerlässlich, um den Fortschritt zu überwachen und Behandlungspläne bei Bedarf anzupassen. Arbeiten Sie mit Ihrem Arzt zusammen, um Verbesserungen zu verfolgen und notwendige Änderungen an Medikamenten, Lebensgewohnheiten oder anderen Behandlungen vorzunehmen.

Durch proaktive Behandlung zugrunde liegender Gesundheitszustände und strategische Lebensstiländerungen können viele Männer ihre Erektionsfähigkeit auf natürliche Weise verbessern. Die Behandlung dieser Grundursachen verbessert nicht nur die sexuelle Gesundheit, sondern trägt auch insgesamt zu einem gesünderen, aktiveren Leben bei.

KAPITEL 2

Herzgesunde Lebensstiländerungen

Die Annahme eines herzgesunden Lebensstils ist einer der wirksamsten natürlichen Ansätze zur Behandlung von erektiler Dysfunktion (ED). Da die erektile Funktion stark von einer guten Durchblutung abhängt, ist die Aufrechterhaltung der kardiovaskulären Gesundheit von entscheidender Bedeutung. Ein herzgesunder Lebensstil umfasst regelmäßige körperliche Aktivität, eine ausgewogene Ernährung, die Aufrechterhaltung eines gesunden Gewichts und die Vermeidung schädlicher Gewohnheiten wie Rauchen und übermäßigen Alkoholkonsum. Hier finden Sie eine detaillierte Anleitung zur Umsetzung dieser Änderungen zur Verbesserung der Herzgesundheit und der erektilen Funktion:

Regelmäßige Bewegung

Aerobic-Übungen: Aktivitäten wie Gehen, Joggen, Schwimmen, Radfahren oder Tanzen können die Herz-Kreislauf-Gesundheit erheblich verbessern, indem sie die Durchblutung fördern, den Blutdruck senken und die allgemeine Ausdauer steigern. Streben Sie mindestens 150 Minuten Aerobic-Übungen mittlerer Intensität pro Woche oder 75 Minuten intensive Übungen an.

Krafttraining: Machen Sie mindestens zweimal pro Woche Krafttrainingsübungen wie Gewichtheben oder Übungen mit Widerstandsbändern. Der Aufbau von Muskelmasse hilft, den Stoffwechsel zu verbessern, die Gewichtsabnahme zu unterstützen und einen gesunden

Hormonspiegel aufrechtzuerhalten, was sich positiv auf die Erektionsfunktion auswirken kann.

Beckenbodenübungen: Spezielle Übungen, die auf die Beckenbodenmuskulatur abzielen, wie z. B. Kegelübungen, können die an Erektion und Ejakulation beteiligten Muskeln stärken. Diese Übungen tragen dazu bei, die Festigkeit der Erektion zu erhöhen und die Kontrolle zu verbessern.

Gesunde Ernährung

Mittelmeerdiät: Diese Diät legt den Schwerpunkt auf Vollwertkost wie Obst, Gemüse, Vollkorn, Nüsse, Samen, magere Proteine (insbesondere Fisch) und gesunde Fette wie Olivenöl. Sie ist für ihre kardiovaskulären Vorteile bekannt, die bei der Verbesserung der erektilen Dysfunktion helfen können, indem sie gesunde Blutgefäße unterstützt und Entzündungen reduziert.

Zu berücksichtigende Lebensmittel:

Blattgemüse: Reich an Nitraten, die die Durchblutung verbessern.

Beeren und Zitrusfrüchte: Hoher Gehalt an Antioxidantien, die die Gefäßgesundheit unterstützen.

Nüsse und Samen: Enthalten gesunde Fette und Aminosäuren, die die Durchblutung fördern.

Fisch: Besonders fetter Fisch wie Lachs, der reich an Omega-3-Fettsäuren ist, die Entzündungen lindern und die Herzgesundheit unterstützen.

Vollkorn: Wie Hafer, brauner Reis und Quinoa, die helfen, den Blutzuckerspiegel zu regulieren und den Cholesterinspiegel zu verbessern.

Zu begrenzende Lebensmittel:
Verarbeitete Lebensmittel: Hoher Gehalt an ungesunden Fetten, Zucker und Natrium.
Rotes und verarbeitetes Fleisch: Steht im Zusammenhang mit Herz-Kreislauf-Problemen, die die erektile Dysfunktion verschlimmern können.
Zuckerhaltige Getränke und Snacks: Können zu Gewichtszunahme und Insulinresistenz führen, was sich negativ auf die Erektionsfähigkeit auswirkt.
Zu viel Salz: Trägt zu Bluthochdruck bei und beeinträchtigt die Durchblutung.

Halten Sie ein gesundes Gewicht
Gewichtskontrolle: Fettleibigkeit ist ein erheblicher Risikofaktor für erektile Dysfunktion, da sie zu Erkrankungen wie Diabetes, Bluthochdruck und hormonellen Ungleichgewichten führen kann. Das Streben nach einem gesunden Körpergewicht durch eine ausgewogene Ernährung und regelmäßige Bewegung kann diese Risiken verringern.

Taillenumfang: Ein Taillenumfang von über 100 cm ist bei Männern mit einem höheren Risiko für erektile Dysfunktion verbunden. Die Reduzierung des Bauchfetts kann die Funktion der Blutgefäße und den Testosteronspiegel verbessern, was für eine gesunde Erektion entscheidend ist.

Vermeiden Sie schädliche Gewohnheiten
Rauchen aufgeben: Rauchen schädigt die Blutgefäße und verringert die Verfügbarkeit von Stickoxid, das für Erektionen notwendig ist. Das Aufhören mit dem

Rauchen kann die Durchblutung und die Erektionsfähigkeit innerhalb von Wochen oder Monaten verbessern.

Alkohol einschränken: Mäßiger Alkoholkonsum (bis zu 2 Drinks pro Tag) gilt im Allgemeinen als unbedenklich, aber übermäßiger Alkoholkonsum kann die Erektionsfähigkeit beeinträchtigen und den Testosteronspiegel senken. Eine Einschränkung des Alkoholkonsums kann die Symptome der erektilen Dysfunktion lindern.

Vermeiden Sie Freizeitdrogen: Drogen wie Marihuana, Kokain und andere können die sexuelle Leistungsfähigkeit und Gesundheit beeinträchtigen. Der Verzicht auf diese Substanzen kann die Erektionsfähigkeit verbessern.

Stressbewältigung
Körperliche Aktivität zur Stresslinderung: Körperliche Betätigung ist nicht nur gut für die Herzgesundheit, sondern trägt auch zum Abbau von Stress, Ängsten und Depressionen bei, die zu den psychologischen Ursachen von erektiler Dysfunktion gehören.

Entspannungstechniken: Der Einsatz von Entspannungstechniken wie tiefes Atmen, Meditation oder Yoga kann dabei helfen, den Stresspegel zu senken, die Stimmung zu verbessern und sich positiv auf die sexuelle Leistungsfähigkeit auszuwirken.

Ausreichend Schlaf: Achten Sie auf eine gute Schlafhygiene, um Ihre allgemeine Gesundheit und

Ihren Hormonhaushalt zu verbessern und Stress abzubauen. All dies trägt zu einer besseren Erektionsfunktion bei.

Überwachen Sie Blutdruck und Cholesterin

Regelmäßige Überwachung: Wenn Sie Ihren Blutdruck und Cholesterinspiegel im Auge behalten, können Sie fundierte Entscheidungen über Ernährungs- und Lebensstiländerungen treffen. Hoher Blutdruck und Cholesterin können Blutgefäße schädigen und den für eine Erektion notwendigen Blutfluss einschränken.

Natürliche Regulierung der Werte: Zusätzlich zu verschriebenen Medikamenten können herzgesunde Lebensmittel, regelmäßige Bewegung und Gewichtsabnahme den Blutdruck und den Cholesterinspiegel auf natürliche Weise senken.

Durch die Übernahme dieser herzgesunden Lebensstiländerungen können Sie nicht nur Ihre Herz-Kreislauf-Gesundheit, sondern auch Ihre Erektionsfähigkeit deutlich verbessern. Dieser ganzheitliche Ansatz unterstützt ein gesünderes, aktiveres Leben und befasst sich mit den Grundursachen von ED, was ihn zu einer effektiven Strategie für eine langfristige Verbesserung macht.

KAPITEL 3

Vermeiden Sie schädliche Gewohnheiten

Die Beseitigung schädlicher Gewohnheiten ist ein entscheidender Bestandteil der natürlichen Behandlung und möglichen Überwindung von Erektionsstörungen (erektile Dysfunktion, ED). Bestimmte Verhaltensweisen wie Rauchen, übermäßiger Alkoholkonsum, Drogenkonsum und eine schlechte Lebensführung können sich erheblich negativ auf die Erektionsfunktion auswirken, da sie die Durchblutung, den Hormonspiegel und die allgemeine körperliche und geistige Gesundheit beeinträchtigen. Die Beseitigung dieser Gewohnheiten kann zu erheblichen Verbesserungen sowohl der Erektionsfunktion als auch des allgemeinen Wohlbefindens führen.

Mit dem Rauchen aufhören

Auswirkungen auf die Erektionsfähigkeit: Rauchen ist ein Hauptrisikofaktor für erektile Dysfunktion, da es die Blutgefäße schädigt, den Stickoxidspiegel (der für Erektionen entscheidend ist) senkt und den Blutfluss zum Penis beeinträchtigt. Rauchen beschleunigt auch die Arterienverkalkung (Arteriosklerose), was den Blutfluss weiter einschränkt.

Vorteile des Rauchstopps: Das Aufhören mit dem Rauchen kann die Durchblutung verbessern, den Sauerstoffgehalt im Blut erhöhen und die allgemeine Herz-Kreislauf-Gesundheit verbessern. Verbesserungen der Erektionsfähigkeit sind oft innerhalb weniger Wochen bis Monate nach dem Aufhören zu beobachten.

Strategien zum Aufhören:
Nikotinersatztherapie (NRT): Produkte wie Pflaster, Kaugummi oder Lutschtabletten können helfen, das Verlangen zu kontrollieren.
Selbsthilfegruppen und Beratung: Verhaltenstherapie und Selbsthilfegruppen können Motivation und Bewältigungsstrategien bieten.
Verschreibungspflichtige Medikamente: Medikamente wie Vareniclin (Chantix) und Bupropion (Zyban) können helfen, das Verlangen und die Entzugserscheinungen zu reduzieren.

Begrenzen Sie den Alkoholkonsum
Auswirkungen auf die Erektionsfähigkeit: Während mäßiger Alkoholkonsum die Erektionsfähigkeit nicht stark beeinträchtigt, kann übermäßiger Alkoholkonsum das zentrale Nervensystem beeinträchtigen, die sexuelle Reaktion beeinträchtigen und zu hormonellen Ungleichgewichten wie einem reduzierten Testosteronspiegel führen. Chronischer Alkoholmissbrauch wird auch mit Leberschäden, Nervenschäden und anderen Erkrankungen in Verbindung gebracht, die zu ED beitragen können.

Richtlinien für den Alkoholkonsum: Für Männer bedeutet mäßiger Alkoholkonsum maximal zwei Drinks pro Tag. Eine Reduzierung des Alkoholkonsums kann die allgemeine Gesundheit und die Leberfunktion verbessern und das Risiko einer alkoholbedingten erektilen Dysfunktion verringern.

Vorteile der Alkoholreduzierung:

Verbesserte sexuelle Reaktion: Ein reduzierter Alkoholkonsum kann die sexuelle Erregung und Leistungsfähigkeit steigern.
Besserer Schlaf: Weniger Alkohol kann die Schlafqualität verbessern, was sich positiv auf den Hormonhaushalt und die sexuelle Gesundheit auswirkt.

Vermeiden Sie Freizeitdrogen
Auswirkungen auf die Erektionsfähigkeit: Freizeitdrogen wie Marihuana, Kokain, Heroin, Amphetamine und andere können das Nervensystem schädigen und den Blutfluss verringern, was zu erektiler Dysfunktion führt. Diese Substanzen können auch die geistige Gesundheit beeinträchtigen, die Libido verringern und die Sexualfunktion langfristig schädigen.

Besondere Risiken:
Marihuana: Obwohl es manchmal als harmlos wahrgenommen wird, kann der Konsum von Marihuana den Testosteronspiegel senken, die Spermienqualität verringern und die sexuelle Leistungsfähigkeit beeinträchtigen.
Stimulanzien (z. B. Kokain, Amphetamine): Diese Medikamente können eine Verengung der Blutgefäße, Angstzustände und langfristige Schäden am Herz-Kreislauf-System verursachen.
Opioide: Chronischer Opioidkonsum kann den Testosteronspiegel erheblich senken, was zu verminderter Libido und erektiler Dysfunktion führt.

Schritte zum Beenden:

Suchen Sie professionelle Hilfe: Die Konsultation eines Arztes oder Suchtspezialisten kann Beratung und Unterstützung bieten.
Rehabilitationsprogramme: Strukturierte Programme können medizinische Entgiftung, Beratung und Unterstützungsnetzwerke anbieten.
Selbsthilfegruppen: Organisationen wie Narcotics Anonymous bieten gemeinschaftliche Unterstützung und Ressourcen zur Genesung.

Reduzieren Sie Stress und verbessern Sie Ihre psychische Gesundheit

Auswirkungen auf die erektile Funktion: Chronischer Stress, Angstzustände und Depressionen sind die wichtigsten psychologischen Ursachen für erektile Dysfunktion. Diese Zustände können zu einem Teufelskreis aus Leistungsangst und vermindertem sexuellen Verlangen führen und die Symptome der erektilen Dysfunktion verschlimmern.

Gesunde Bewältigungsmechanismen:

Bewegung: Regelmäßige körperliche Aktivität kann Stress reduzieren, die Stimmung verbessern und das Selbstwertgefühl steigern.
Achtsamkeits- und Entspannungstechniken: Praktiken wie Meditation, Yoga und Atemübungen können helfen, das Stressniveau zu bewältigen.
Professionelle Unterstützung: Eine Therapie, darunter kognitive Verhaltenstherapie (CBT) und Sexualtherapie, kann bei der Behandlung psychischer Probleme im Zusammenhang mit erektiler Dysfunktion helfen.

Verbessern Sie Ihre Ernährung und vermeiden Sie verarbeitete Lebensmittel

Auswirkungen auf die erektile Funktion: Eine Ernährung mit vielen verarbeiteten Lebensmitteln, Zucker und ungesunden Fetten kann zu Fettleibigkeit, Diabetes und Herz-Kreislauf-Erkrankungen führen – allesamt Erkrankungen, die mit erektiler Dysfunktion in Verbindung stehen. Eine schlechte Ernährung kann auch zu Hormonstörungen und einem Rückgang des Energieniveaus führen.

Gesunde Essgewohnheiten:

Wählen Sie Vollwertkost: Konzentrieren Sie sich auf Obst, Gemüse, magere Proteine, Vollkorn und gesunde Fette.

Begrenzen Sie Zucker und raffinierte Kohlenhydrate: Die Reduzierung der Aufnahme von zuckerhaltigen Snacks, Getränken und raffinierten Kohlenhydraten kann zur Regulierung des Blutzuckerspiegels beitragen und die Gewichtskontrolle unterstützen.

Bleiben Sie hydriert: Ausreichend Wasser zu trinken ist wichtig für die allgemeine Gesundheit und kann Energie und Konzentration verbessern.

Schlaf priorisieren

Auswirkungen auf die Erektionsfähigkeit: Schlechte Schlafmuster und Schlafstörungen wie Schlafapnoe können zu hormonellen Ungleichgewichten, erhöhtem Stress und einem reduzierten Testosteronspiegel führen und so zu erektiler Dysfunktion beitragen.

Tipps für besseren Schlaf:

Etablieren Sie eine Routine: Gehen Sie jeden Tag zur gleichen Zeit ins Bett und stehen Sie zur gleichen Zeit auf.
Schaffen Sie eine schlaffreundliche Umgebung: Halten Sie Ihr Schlafzimmer dunkel, ruhig und kühl.
Vermeiden Sie Bildschirme vor dem Schlafengehen: Reduzieren Sie die Exposition gegenüber blauem Licht von Telefonen, Tablets und Fernsehern mindestens eine Stunde vor dem Schlafengehen.

Indem Sie diese schädlichen Gewohnheiten vermeiden und gesündere Alternativen wählen, können Sie Ihre Erektionsfähigkeit und Ihre allgemeine Gesundheit deutlich verbessern. Dieser ganzheitliche Ansatz hilft nicht nur bei der Behandlung von ED, sondern steigert auch die Lebensqualität und fördert langfristiges Wohlbefinden und Vitalität.

KAPITEL 4

Stressbewältigung und psychische Gesundheit

Stress, Angst und andere psychische Probleme tragen wesentlich zur erektilen Dysfunktion (ED) bei. Geist und Körper sind eng miteinander verbunden und psychologische Faktoren können die körperliche sexuelle Leistungsfähigkeit stark beeinträchtigen. Stress und psychische Probleme können den Hormonhaushalt stören, die Libido verringern und einen Teufelskreis von Leistungsangst auslösen, der die ED verschlimmert. Effektives Stressmanagement und die Behandlung psychischer Probleme sind entscheidend, um die Erektionsfähigkeit auf natürliche Weise zu verbessern. Hier ist ein Leitfaden zum Verständnis und Umgang mit den psychologischen Aspekten der ED:

Psychische Ursachen von ED

Versagensangst: Sorgen hinsichtlich der sexuellen Leistungsfähigkeit können zu einer sich selbst erfüllenden Prophezeiung werden, bei der die Angst zu Schwierigkeiten beim Erreichen oder Aufrechterhalten einer Erektion führt.

Stress: Chronischer Stress durch Arbeit, Beziehungen oder andere Belastungen im Leben kann die Produktion von Stresshormonen wie Cortisol erhöhen, was sich negativ auf den Testosteronspiegel und die Durchblutung auswirkt, die wesentliche Komponenten für eine gesunde Erektion sind.

Depression: Depressionen führen oft zu einem Rückgang der Libido und des sexuellen Interesses. Sie können auch den Schlaf, das Energieniveau und die allgemeine Motivation beeinträchtigen, was alles zu erektiler Dysfunktion beitragen kann.

Beziehungsprobleme: Emotionale Trennung, ungelöste Konflikte und mangelnde Kommunikation mit dem Partner können Stress verursachen und die sexuelle Befriedigung und Lust verringern.

Techniken zur Reduzierung von Stress und Angst
Achtsamkeit und Meditation: Bei Achtsamkeitsübungen konzentriert man sich auf den gegenwärtigen Moment, ohne zu urteilen. Meditation kann helfen, Ängste abzubauen, den Stresspegel zu senken und die emotionale Regulierung zu verbessern, was sich alles positiv auf die Erektionsfähigkeit auswirken kann.

So fangen Sie an: Beginnen Sie mit nur ein paar Minuten tiefer Atmung oder geführter Meditation pro Tag. Apps wie Headspace oder Calm können hilfreiche Tools sein.
Yoga: Yoga kombiniert Körperhaltungen, Atemübungen und Meditation, um Stress abzubauen und das allgemeine Wohlbefinden zu verbessern. Es hilft, die Flexibilität zu erhöhen, die Durchblutung zu verbessern und das Körperbewusstsein zu steigern, was zu einer besseren sexuellen Gesundheit beiträgt.

Progressive Muskelentspannung (PMR): Bei der PMR werden verschiedene Muskelgruppen angespannt und wieder entspannt, um körperliche Anspannung abzubauen und den Geist zu beruhigen. Es ist eine wirksame Technik zur Bewältigung von Ängsten und zur Verbesserung der Schlafqualität.

Übungen zur tiefen Atmung: Techniken wie die Zwerchfellatmung oder die 4-7-8-Methode (4 Sekunden einatmen, 7 Sekunden anhalten, 8 Sekunden ausatmen) können den Stresspegel schnell senken und die Entspannung fördern.

Die Rolle der Therapie bei der Behandlung von ED
Kognitive Verhaltenstherapie (CBT): CBT ist eine Art Gesprächstherapie, die Personen hilft, negative Denkmuster zu identifizieren und zu ändern, die zu Angstzuständen, Depressionen und erektiler Dysfunktion beitragen. Sie ist besonders wirksam bei Leistungsangst und Selbstwertproblemen im Zusammenhang mit der sexuellen Leistungsfähigkeit.

Sexualtherapie: Bei der Sexualtherapie geht es darum, sexuelle Probleme anzugehen, indem die Kommunikation zwischen den Partnern verbessert, sexuelle Probleme untersucht und Techniken zur Verbesserung der sexuellen Funktion und Intimität erlernt werden. Sie kann besonders für Paare mit erektiler Dysfunktion hilfreich sein.

Beratung bei Beziehungsproblemen: Eine Beziehungsberatung oder Paartherapie kann helfen, emotionale Trennungen, ungelöste Konflikte und Kommunikationsprobleme zu bewältigen, die zu erektiler Dysfunktion beitragen. Eine gesunde Beziehung ist für ein zufriedenstellendes Sexualleben unerlässlich.

Entspannung und Freizeitaktivitäten integrieren
Gehen Sie Hobbys nach: Die Ausübung von Aktivitäten, die Freude bereiten und entspannen, wie Lesen, Malen, Gartenarbeit oder das Spielen eines Musikinstruments, kann Stress abbauen und das geistige Wohlbefinden verbessern.

Körperliche Aktivität: Bewegung ist ein natürlicher Stressabbau und Stimmungsaufheller. Aktivitäten wie Gehen, Laufen, Radfahren oder sogar Tanzen setzen Endorphine frei, die helfen, Stress abzubauen und die allgemeine Stimmung zu verbessern.

Soziale Kontakte: Die Pflege enger sozialer Kontakte zu Freunden und Familie bietet emotionale Unterstützung, verringert das Gefühl der Isolation und trägt zur allgemeinen psychischen Gesundheit bei.

Schlaf und seine Auswirkungen auf die psychische Gesundheit und erektile Dysfunktion
Guter Schlaf: Schlechter Schlaf kann Stress erhöhen, die Stimmung beeinträchtigen und den Hormonspiegel stören, der für die sexuelle Funktion entscheidend ist. Streben Sie 7-9 Stunden guten Schlaf pro Nacht an, um die geistige Gesundheit und die Erektionsfähigkeit zu unterstützen.

Tipps zur Schlafhygiene:
Regelmäßiger Schlafrhythmus: Gehen Sie jeden Tag zur gleichen Zeit ins Bett und stehen Sie zur gleichen Zeit auf, auch am Wochenende.

Schaffen Sie eine entspannende Schlafenszeitroutine: Entspannen Sie sich mit Aktivitäten wie Lesen, einem warmen Bad oder leichten Dehnübungen vor dem Schlafengehen.

Begrenzen Sie die Bildschirmzeit: Reduzieren Sie die Bildschirmnutzung mindestens eine Stunde vor dem Schlafengehen, um zu verhindern, dass blaues Licht Ihren Schlafrhythmus stört.

Ernährungsunterstützung für die psychische Gesundheit

Ausgewogene Ernährung: Eine Ernährung reich an Obst, Gemüse, Vollkorn, magerem Eiweiß und gesunden Fetten unterstützt die Gehirnfunktion und die Stimmungsregulierung.

Nahrungsergänzungsmittel: Bestimmte Nahrungsergänzungsmittel wie Omega-3-Fettsäuren, Magnesium und Vitamin D können die psychische Gesundheit unterstützen und Angst- und Depressionssymptome lindern.

Professionelle Hilfe und Medikamente

Suchen Sie professionelle Beratung: Wenn Stress, Angst oder Depression Ihr Leben und Ihre sexuelle Funktion stark beeinträchtigen, ist es ein wertvoller Schritt, professionelle Hilfe bei einem Therapeuten, Berater oder Psychiater zu suchen. Sie können maßgeschneiderte Unterstützung und Behandlungsmöglichkeiten bieten.

Medikamentenoptionen: In manchen Fällen können Medikamente wie Antidepressiva oder angstlösende Mittel notwendig sein. Es ist jedoch wichtig, mit einem

Arzt zusammenzuarbeiten, um Medikamente auszuwählen, die die sexuelle Funktion nur minimal beeinträchtigen, da einige Antidepressiva die erektile Dysfunktion verschlimmern können.

Durch die Umsetzung effektiver Stressbewältigungstechniken und die Behandlung psychischer Probleme können Sie Ihre Erektionsfähigkeit und Ihre allgemeine Lebensqualität deutlich verbessern. Ein ausgewogener Ansatz, der Entspannung, Therapie, gesunde Lebensführung und professionelle Unterstützung umfasst, kann ein positives Umfeld sowohl für das psychische Wohlbefinden als auch für die sexuelle Gesundheit schaffen.

KAPITEL 5

Natürliche Nahrungsergänzungsmittel und pflanzliche Heilmittel

Natürliche Nahrungsergänzungsmittel und pflanzliche Heilmittel werden seit Jahrhunderten zur Unterstützung der sexuellen Gesundheit und zur Behandlung von erektiler Dysfunktion (ED) eingesetzt. Diese Mittel zielen oft darauf ab, die Durchblutung zu verbessern, die Libido zu steigern, das Energieniveau zu erhöhen und die zugrunde liegenden Gesundheitsprobleme anzugehen, die zu ED beitragen. Obwohl viele Männer durch diese natürlichen Ansätze Linderung finden, ist es wichtig, sie unter Anleitung eines Arztes anzuwenden, insbesondere wenn Sie andere gesundheitliche Probleme haben oder Medikamente einnehmen. Hier ist ein umfassender Leitfaden zu einigen der beliebtesten natürlichen Nahrungsergänzungsmittel und pflanzlichen Heilmittel zur Behandlung von ED:

L-Arginin

Was es ist: L-Arginin ist eine Aminosäure, die bei der Produktion von Stickstoffmonoxid hilft, einer Verbindung, die die Blutgefäße entspannt und den Blutfluss verbessert, was für das Erreichen und Aufrechterhalten einer Erektion entscheidend ist.

Vorteile:
Verbessert die Durchblutung des Penis.
Unterstützt die Herz-Kreislauf-Gesundheit.
Anwendung: Normalerweise in Dosen von 1.000 bis 2.000 mg pro Tag. Am wirksamsten ist es in

Kombination mit anderen Nahrungsergänzungsmitteln wie Pycnogenol oder Yohimbin.

Hinweise: Kann bei manchen Personen Magen-Darm-Störungen verursachen. Sollte von Personen, die Nitrate oder bestimmte Blutdruckmedikamente einnehmen, ohne ärztlichen Rat nicht verwendet werden.

Panax Ginseng (Koreanischer Roter Ginseng)

Was es ist: Panax Ginseng, bekannt als das „pflanzliche Viagra", verbessert nachweislich die Erektionsfähigkeit, die Libido und die allgemeine Ausdauer.

Vorteile:
Steigert die Stickoxid-Produktion.
Verbessert das Energieniveau und reduziert Müdigkeit.
Wirkt als Antioxidans, um oxidativen Stress zu reduzieren, der die Blutgefäße schädigen kann.
Anwendung: Üblicherweise in Dosen von 600 bis 1.000 mg dreimal täglich eingenommen.

Hinweise: Kann bei manchen Personen Schlaflosigkeit oder Kopfschmerzen verursachen. Es ist auch wichtig, standardisierte Extrakte zu verwenden, um Wirksamkeit und Sicherheit zu gewährleisten.

Maca Wurzel

Was es ist: Maca ist ein peruanisches Wurzelgemüse, das traditionell zur Steigerung der Libido, der Energie und der Ausdauer verwendet wird. Es ist nicht direkt an den Gefäßmechanismen der Erektion beteiligt, unterstützt aber das sexuelle Verlangen und die allgemeine sexuelle Funktion.

Vorteile:
Verbessert die Libido und das sexuelle Verlangen.
Steigert Energie und Ausdauer.
Anwendung: Wird normalerweise in Pulverform oder Kapseln eingenommen, wobei die Tagesdosis zwischen 1.500 und 3.000 mg liegt.

Hinweise: Im Allgemeinen gut verträglich, aber am besten beginnen Sie mit einer niedrigeren Dosis und erhöhen diese schrittweise.

Ginkgo Biloba
Was es ist: Ginkgo biloba ist ein Kraut, das für seine durchblutungsfördernde und kognitive Leistungsfähigkeit bekannt ist. Es kann die Durchblutung des Penis verbessern und so die Erektionsfähigkeit verbessern.

Vorteile:
Verbessert den Blutfluss durch Erweiterung der Blutgefäße.
Kann die sexuelle Funktion bei Männern verbessern, bei denen als Nebenwirkung von Antidepressiva erektile Dysfunktion auftritt.
Anwendung: Normalerweise in Dosen von 120 bis 240 mg täglich eingenommen.

Hinweise: Kann das Blutungsrisiko erhöhen, insbesondere bei Einnahme zusammen mit Blutverdünnern. Konsultieren Sie einen Arzt, wenn Sie Medikamente einnehmen.

Yohimbin

Was es ist: Yohimbin wird aus der Rinde des afrikanischen Yohimbe-Baums gewonnen. Es ist bekannt, dass es die sexuelle Leistungsfähigkeit steigert, indem es Nervenzentren im Gehirn stimuliert und die Durchblutung des Penis verbessert.

Vorteile:
Steigert die Durchblutung und die Nervenimpulse zum Penis.
Kann die Libido und die sexuelle Ausdauer verbessern.
Anwendung: Normalerweise in Dosen von 5 bis 15 mg pro Tag eingenommen, aufgrund möglicher Nebenwirkungen oft unter ärztlicher Aufsicht.

Hinweise: Yohimbin kann Nebenwirkungen wie erhöhte Herzfrequenz, Angstzustände und Bluthochdruck verursachen. Es sollte mit Vorsicht und unter ärztlicher Anleitung angewendet werden.

Ziegenkraut (Epimedium)

Was es ist: Horny Goat Weed ist ein traditionelles chinesisches Kraut, das für seine Fähigkeit bekannt ist, die Erektionsfähigkeit zu verbessern und die Libido zu steigern. Sein Wirkstoff Icariin hilft, den Blutfluss zum Penis zu erhöhen.

Vorteile:
Steigert das sexuelle Verlangen und die Erektionsfähigkeit.
Kann die Durchblutung durch Hemmung von PDE5 verbessern, demselben Enzym, auf das einige Potenzmittel wie Viagra abzielen.

Anwendung: Standardisierte Extrakte werden in Dosierungen von 500 bis 1.000 mg pro Tag eingenommen.

Hinweise: Im Allgemeinen gut verträglich, hohe Dosen können jedoch zu Herzrasen oder Stimmungsschwankungen führen.

Tribulus Terrestris

Was es ist: Tribulus terrestris ist ein Kraut, das in der traditionellen Medizin häufig zur Steigerung der Libido und zur Behandlung sexueller Funktionsstörungen verwendet wird. Es kann helfen, den Testosteronspiegel zu erhöhen und die sexuelle Leistungsfähigkeit zu verbessern.

Vorteile:
Steigert die Libido und kann die Testosteronproduktion unterstützen.
Hilft, die Symptome einer leichten bis mittelschweren erektilen Dysfunktion zu lindern.
Anwendung: Normalerweise in Dosen von 250 bis 750 mg pro Tag eingenommen.

Überlegungen: Die Ergebnisse können variieren und die Steigerung der Libido ist häufig wirksamer als die direkte Verbesserung der Erektionsfähigkeit.

Ashwagandha (Withania somnifera)

Was es ist: Ashwagandha, auch als indischer Ginseng bekannt, ist ein adaptogenes Kraut, das verwendet wird, um Stress abzubauen, die Stimmung zu verbessern und die allgemeine Vitalität zu steigern, was indirekt die sexuelle Funktion unterstützen kann.

Vorteile:
Reduziert Stress und Angst, was die sexuelle Leistungsfähigkeit verbessern kann.
Unterstützt das hormonelle Gleichgewicht und das allgemeine Energieniveau.
Anwendung: Normalerweise wird es in Dosen von 300 bis 500 mg zweimal täglich eingenommen.

Hinweise: Im Allgemeinen sicher, kann jedoch bei manchen Personen zu Verdauungsstörungen führen.

Zink

Was es ist: Zink ist ein Mineral, das für die Testosteronproduktion und die allgemeine reproduktive Gesundheit unerlässlich ist. Zinkmangel steht im Zusammenhang mit hormonellen Ungleichgewichten und kann zu erektiler Dysfunktion beitragen.

Vorteile:
Unterstützt den Testosteronspiegel und die Spermienproduktion.
Hilft bei der allgemeinen sexuellen Funktion.
Anwendung: Die empfohlene Tagesdosis beträgt für erwachsene Männer 11 mg. Unter ärztlicher Aufsicht kann die therapeutische Dosis jedoch höher sein.

Hinweise: Eine übermäßige Zinkzufuhr kann Übelkeit verursachen und die Aufnahme anderer wichtiger Mineralien beeinträchtigen.

Vitamin D

Was es ist: Vitamin D spielt eine Rolle für die allgemeine Gesundheit und die Testosteronproduktion. Ein niedriger Vitamin-D-Spiegel wird mit erektiler Dysfunktion und Herz-Kreislauf-Problemen in Verbindung gebracht.

Vorteile:
Unterstützt einen gesunden Testosteronspiegel.
Verbessert die Endothelfunktion, die für den Blutfluss lebenswichtig ist.
Anwendung: Die Dosierung kann variieren, die typische Nahrungsergänzung liegt jedoch zwischen 1.000 und 2.000 IE pro Tag. Bei Mangelerscheinungen können unter ärztlicher Aufsicht auch höhere Dosen verabreicht werden.

Hinweise: Am besten lassen Sie Ihren Vitamin-D-Spiegel vor der Einnahme von Nahrungsergänzungsmitteln überprüfen, um die Dosis an Ihren Bedarf anzupassen.

Sicherheit und Vorsichtsmaßnahmen

Beratung durch einen Arzt: Konsultieren Sie vor der Einnahme von Nahrungsergänzungsmitteln oder pflanzlichen Heilmitteln einen Arzt, insbesondere wenn bei Ihnen gesundheitliche Beschwerden vorliegen oder Sie andere Medikamente einnehmen.

Qualität ist wichtig: Wählen Sie hochwertige, standardisierte Nahrungsergänzungsmittel von namhaften Marken, um sicherzustellen, dass Sie die richtige Dosierung und Reinheit erhalten.

Mögliche Wechselwirkungen: Einige Nahrungsergänzungsmittel und Kräuter können Wechselwirkungen mit Medikamenten haben, darunter solche gegen Bluthochdruck, Herzerkrankungen oder Diabetes. Achten Sie immer auf mögliche Wechselwirkungen.

Natürliche Nahrungsergänzungsmittel und pflanzliche Heilmittel können eine sanfte und effektive Methode zur Verbesserung der Erektionsfähigkeit darstellen. Sie wirken jedoch am besten, wenn sie mit anderen Änderungen des Lebensstils kombiniert werden, wie z. B. einer herzgesunden Ernährung, regelmäßiger Bewegung, Stressbewältigung und der Vermeidung schädlicher Gewohnheiten. Dieser ganzheitliche Ansatz bietet die beste Chance, ED auf natürliche Weise zu überwinden und eine dauerhafte sexuelle Gesundheit zu erreichen.

KAPITEL 6

Alternative und ergänzende Therapien

Alternative und ergänzende Therapien bieten neben herkömmlichen Behandlungen zusätzliche Möglichkeiten zur Behandlung erektiler Dysfunktion (ED). Diese Therapien können verschiedene Aspekte der sexuellen Gesundheit ansprechen, darunter körperliche, emotionale und psychologische Faktoren. Sie konzentrieren sich oft auf ganzheitliche Ansätze und integrieren Geist-Körper-Techniken und natürliche Heilmittel, um das allgemeine Wohlbefinden zu unterstützen und die sexuelle Funktion zu verbessern. Hier ist ein Überblick über einige beliebte alternative und ergänzende Therapien für ED:

Akupunktur

Was es ist: Akupunktur ist eine Methode der traditionellen chinesischen Medizin, bei der dünne Nadeln in bestimmte Punkte des Körpers eingeführt werden, um die Energie (Qi) auszugleichen und die Heilung zu fördern.

Vorteile:
Kann die Durchblutung verbessern und die Symptome einer erektilen Dysfunktion lindern.
Kann Stress und Ängste lindern, die häufig zu erektiler Dysfunktion beitragen.
So funktioniert es: Akupunktur zielt darauf ab, bestimmte Punkte zu stimulieren, von denen angenommen wird, dass sie die Durchblutung und die sexuelle Funktion beeinflussen. Einige Studien deuten darauf hin, dass sie

die Erektionsfähigkeit bei Männern mit psychischer oder stressbedingter erektiler Dysfunktion verbessern kann.

Überlegungen: Stellen Sie sicher, dass Sie einen zugelassenen und erfahrenen Akupunkteur aufsuchen. Akupunktur ist im Allgemeinen sicher, kann aber leichte Blutergüsse oder Schmerzen an den Einstichstellen verursachen.

Chiropraktik
Was es ist: Chiropraktik konzentriert sich auf die Diagnose und Behandlung von Erkrankungen des Bewegungsapparats, insbesondere der Wirbelsäule. Chiropraktiker verwenden manuelle Anpassungen und andere Techniken, um Ausrichtung und Funktion zu verbessern.

Vorteile:
Kann helfen, körperlichen Stress oder Anspannung abzubauen, die die sexuelle Leistungsfähigkeit beeinträchtigen.
Kann die allgemeine körperliche Funktion verbessern und Schmerzen lindern, die die sexuelle Aktivität beeinträchtigen könnten.
So funktioniert es: Chiropraktische Behandlungen zielen darauf ab, die Ausrichtung der Wirbelsäule und die Nervenfunktion zu verbessern, was sich positiv auf die allgemeine Gesundheit auswirken und möglicherweise die Symptome von ED lindern kann.

Überlegungen: Wählen Sie einen zugelassenen Chiropraktiker und stellen Sie sicher, dass Ihre Therapie auf Ihre spezifischen Bedürfnisse zugeschnitten ist.

Chiropraktische Behandlung ist im Allgemeinen sicher, sollte jedoch eher als ergänzender Ansatz denn als primäre Behandlung von ED eingesetzt werden.

Biofeedback

Was es ist: Biofeedback ist eine Technik, die Menschen lehrt, physiologische Prozesse mithilfe von Echtzeitdaten von Überwachungsgeräten zu kontrollieren. Es hilft, das Bewusstsein für Körperfunktionen zu schärfen und lehrt Entspannungstechniken.

Vorteile:
Hilft bei der Stress- und Angstbewältigung durch das Erlernen von Entspannungstechniken.
Kann das Körperbewusstsein verbessern und so die sexuelle Leistungsfähigkeit steigern.
So funktioniert es: Biofeedback-Geräte überwachen physiologische Reaktionen wie Herzfrequenz, Muskelspannung und Hauttemperatur. In Trainingseinheiten lernen Sie, diese Reaktionen zu kontrollieren, um Stress abzubauen und die allgemeine Gesundheit zu verbessern.

Überlegungen: Biofeedback ist nicht invasiv und im Allgemeinen sicher. Es ist wichtig, mit einem ausgebildeten Therapeuten zusammenzuarbeiten, um ein effektives und genaues Training sicherzustellen.

Massage-Therapie

Was es ist: Bei der Massagetherapie werden die Muskeln und Weichteile des Körpers manipuliert, um

Verspannungen zu lösen, die Durchblutung zu verbessern und Entspannung zu fördern.

Vorteile:
Kann körperlichen und emotionalen Stress reduzieren.
Verbessert die Durchblutung, was sich positiv auf die Erektionsfähigkeit auswirken kann.
So funktioniert es: Regelmäßige Massagetherapie kann helfen, Muskelverspannungen zu lösen, Stress abzubauen und die allgemeine Entspannung zu verbessern, was zu einer besseren sexuellen Gesundheit beiträgt.

Überlegungen: Wählen Sie einen zugelassenen Massagetherapeuten und teilen Sie ihm alle spezifischen Probleme oder Vorlieben mit. Massagetherapie ist im Allgemeinen sicher, sollte jedoch als Teil eines umfassenden Ansatzes zur Behandlung von ED verwendet werden.

Yoga und Tai Chi
Was sie sind: Yoga und Tai Chi sind Übungen für Körper und Geist, die körperliche Bewegung, Atemübungen und Meditation kombinieren, um die allgemeine Gesundheit und das Wohlbefinden zu verbessern.

Vorteile:
Reduziert Stress und Angst, was die sexuelle Funktion verbessern kann.
Verbessert Flexibilität, Kraft und Durchblutung.
Fördert Entspannung und ein besseres Körperbewusstsein.

So funktionieren sie: Sowohl Yoga als auch Tai Chi konzentrieren sich auf kontrollierte Bewegungen und Atmung, was beim Stressabbau helfen, die Durchblutung verbessern und die allgemeine körperliche Gesundheit unterstützen kann.

Überlegungen: Beide Praktiken sind im Allgemeinen sicher und können an das individuelle Fitnessniveau angepasst werden. Es ist von Vorteil, an einem Kurs mit einem zertifizierten Trainer teilzunehmen, um die richtige Technik sicherzustellen und Verletzungen zu vermeiden.

Ernährungstherapie
Was es ist: Bei der Ernährungstherapie geht es um Ernährungsumstellungen und Nahrungsergänzungsmittel zur Unterstützung der Gesundheit und zur Behandlung spezifischer Gesundheitsprobleme, einschließlich erektiler Dysfunktion.

Vorteile:
Unterstützt die allgemeine Gesundheit durch die Bereitstellung wichtiger Nährstoffe, die die sexuelle Funktion verbessern können.
Kann Mängel oder Ungleichgewichte beheben, die zu erektiler Dysfunktion beitragen.
So funktioniert es: Die Zusammenarbeit mit einem Ernährungsberater oder Diätassistenten zur Entwicklung eines individuellen Ernährungsplans mit Lebensmitteln, die reich an Antioxidantien, Vitaminen und Mineralien sind, kann die allgemeine Gesundheit und die sexuelle Funktion verbessern.

Überlegungen: Konsultieren Sie einen qualifizierten Ernährungsberater oder Diätassistenten, um einen ausgewogenen und wirksamen Plan zu erstellen, der auf Ihre Bedürfnisse zugeschnitten ist.

Kognitive Verhaltenstherapie (CBT)
Was es ist: KVT ist eine Art Psychotherapie, die Einzelpersonen dabei hilft, negative Denkmuster und Verhaltensweisen zu erkennen und zu ändern, die zu psychischen Problemen und erektiler Dysfunktion beitragen.

Vorteile:
Behandelt Leistungsangst, Stress und negative Selbstüberzeugungen, die sich auf die sexuelle Leistungsfähigkeit auswirken.
Hilft bei der Verbesserung von Bewältigungsstrategien und emotionaler Regulierung.
So funktioniert es: Bei der kognitiven Verhaltenstherapie arbeitet man mit einem Therapeuten zusammen, um negative Gedanken zu erforschen und neu zu formulieren, Entspannungstechniken zu erlernen und gesündere Bewältigungsmechanismen zu entwickeln.

Überlegungen: KVT ist in der Regel bei Personen mit psychischer oder stressbedingter erektiler Dysfunktion wirksam. Es ist wichtig, mit einem zugelassenen Psychologen zusammenzuarbeiten, der Erfahrung in der Behandlung sexueller Gesundheitsprobleme hat.

Aromatherapie
Was es ist: Bei der Aromatherapie werden ätherische Öle aus Pflanzen verwendet, um das körperliche und

emotionale Wohlbefinden zu fördern. Ätherische Öle können in verschiedenen Formen verwendet werden, beispielsweise in Diffusoren, Massageölen oder Bädern.

Vorteile:
Kann durch beruhigende Düfte Stress und Angst reduzieren.
Kann die Stimmung und Entspannung verbessern und indirekt die sexuelle Gesundheit unterstützen.
So funktioniert es: Ätherische Öle wie Lavendel, Ylang-Ylang und Sandelholz können verwendet werden, um eine beruhigende Umgebung zu schaffen und die Entspannung zu fördern.

Hinweise: Ätherische Öle sollten mit Vorsicht verwendet werden, insbesondere wenn Sie empfindliche Haut oder Allergien haben. Verdünnen Sie die Öle richtig und führen Sie vor der vollständigen Anwendung einen Patchtest durch.

Kräuterbäder und -kompressen
Was sie sind: Kräuterbäder und -kompressen verwenden Lösungen auf pflanzlicher Basis, um die Entspannung zu fördern und die Durchblutung zu verbessern.

Vorteile:
Sorgt für Entspannung und Stressabbau.
Kann die Durchblutung verbessern und das allgemeine Wohlbefinden steigern.
Wirkungsweise: Ein Bad mit Kräutern wie Kamille oder Ingwer oder das Auflegen von Kräuterkompressen auf

die betroffenen Stellen kann Verspannungen lösen und die Entspannung fördern.

Hinweise: Stellen Sie sicher, dass die verwendeten Kräuter für die örtliche Anwendung unbedenklich sind und dass Sie nicht allergisch darauf reagieren.

Sicherheit und Überlegungen

Konsultieren Sie Ihren Arzt: Konsultieren Sie vor dem Beginn einer neuen Therapie immer Ihren Arzt, insbesondere wenn Sie bereits unter gesundheitlichen Problemen leiden oder andere Medikamente einnehmen.

Qualität und Authentizität: Stellen Sie sicher, dass alle von Ihnen verwendeten Produkte oder Therapien aus seriösen Quellen stammen und von hoher Qualität sind.

Integrativer Ansatz: Die Kombination alternativer Therapien mit konventionellen Behandlungen und Änderungen des Lebensstils führt häufig zu den besten Ergebnissen.

Personalisierung: Für eine optimale Wirksamkeit sollten Therapien auf individuelle Bedürfnisse und Vorlieben zugeschnitten sein.

Alternative und ergänzende Therapien können wertvolle Unterstützung bei der Behandlung von ED und der Verbesserung des allgemeinen Wohlbefindens bieten. Durch die Integration dieser Ansätze in konventionelle Behandlungen und eine gesunde Lebensführung können Sie eine umfassende Strategie zur

Verbesserung der sexuellen Gesundheit und zum Erreichen einer zufriedenstellenden Lebensqualität entwickeln.

KAPITEL 7
Verbesserung des Schlafs und des allgemeinen Wohlbefindens

Schlaf und allgemeines Wohlbefinden sind entscheidende Bestandteile einer guten Gesundheit und können die Erektionsfähigkeit erheblich beeinflussen. Guter Schlaf unterstützt den Hormonhaushalt, reduziert Stress und verbessert die körperliche und geistige Gesundheit, was alles zu einem gesunden Sexualleben beiträgt. Hier ist eine umfassende Anleitung, wie Sie Ihren Schlaf und Ihr allgemeines Wohlbefinden verbessern können, um die Erektionsfähigkeit zu unterstützen:

Bedeutung des Schlafs für die sexuelle Gesundheit

Hormonelles Gleichgewicht: Ausreichend Schlaf ist wichtig für die Aufrechterhaltung eines gesunden Testosteronspiegels und anderer Hormone, die die Sexualfunktion regulieren.

Stressabbau: Guter Schlaf hilft bei der Bewältigung von Stress und Ängsten, die sonst die sexuelle Leistungsfähigkeit beeinträchtigen können.

Körperliche Erholung: Im Schlaf kann der Körper Gewebe reparieren und Energie wiederherstellen, was zur allgemeinen körperlichen Gesundheit und Vitalität beiträgt.

Strategien zur Verbesserung der Schlafqualität
Halten Sie einen gleichmäßigen Schlafrhythmus ein:
Gehen Sie jeden Tag zur gleichen Zeit ins Bett und stehen Sie zur gleichen Zeit auf, auch am Wochenende. Ein regelmäßiger Schlafrhythmus hilft bei der Regulierung der inneren Uhr Ihres Körpers und verbessert die Schlafqualität.

Schaffen Sie eine entspannende Schlafenszeitroutine:
Entwickeln Sie eine Routine vor dem Schlafengehen, die Ihrem Körper signalisiert, dass es Zeit ist, zur Ruhe zu kommen.
Aktivitäten wie das Lesen eines Buches, ein warmes Bad oder das Üben von Entspannungstechniken können dabei helfen, Ihren Geist und Körper auf den Schlaf vorzubereiten.

Optimieren Sie Ihre Schlafumgebung:
Sorgen Sie dafür, dass Ihr Schlafzimmer kühl, dunkel und ruhig ist, um eine ideale Schlafumgebung zu schaffen.
Investieren Sie in eine bequeme Matratze und Kissen für einen erholsamen Schlaf.

Begrenzen Sie die Bildschirmnutzung:
Vermeiden Sie Bildschirme (Telefone, Computer, Fernseher) mindestens eine Stunde vor dem Schlafengehen, da das ausgestrahlte blaue Licht die Produktion des Schlafhormons Melatonin beeinträchtigen kann.

Erwägen Sie die Verwendung von Blaulichtfiltern oder „Nachtmodus"-Einstellungen auf Geräten, wenn Sie diese abends verwenden müssen.

Vermeiden Sie Stimulanzien:
Begrenzen Sie die Aufnahme von Koffein und Nikotin, insbesondere in den Stunden vor dem Schlafengehen. Achten Sie auf versteckte Koffeinquellen wie bestimmte Teesorten, Schokolade und Medikamente.

Achten Sie auf Essen und Trinken:
Vermeiden Sie große Mahlzeiten und schwere oder scharfe Speisen kurz vor dem Schlafengehen, da diese Unwohlsein verursachen und den Schlaf stören können. Überlegen Sie, einen leichten Snack zu sich zu nehmen, der den Schlaf fördert, beispielsweise eine kleine Portion Joghurt oder eine Banane.

Treiben Sie regelmäßig Sport:
Treiben Sie regelmäßig Sport, um die Schlafqualität zu verbessern und Stress abzubauen. Streben Sie an den meisten Tagen der Woche mindestens 30 Minuten moderaten Sport an.
Vermeiden Sie anstrengende körperliche Betätigung zu kurz vor dem Schlafengehen, da diese anregend wirken und das Einschlafen erschweren kann.

Stress und Angst bewältigen:
Üben Sie Entspannungstechniken wie tiefes Atmen, progressive Muskelentspannung oder Meditation, um Ihren Geist vor dem Schlafengehen zu beruhigen.

Führen Sie zu Beginn des Tages ein Tagebuch oder erstellen Sie eine Aufgabenliste, um Sorgen vorzubeugen, die Sie möglicherweise wach halten.

Förderung des allgemeinen Wohlbefindens
Ausgewogene Ernährung:
Ernähren Sie sich abwechslungsreich und reich an Obst, Gemüse, Vollkorn, magerem Eiweiß und gesunden Fetten, um Ihre allgemeine Gesundheit und Ihr Wohlbefinden zu unterstützen.
Nährstoffreiche Lebensmittel tragen zur Aufrechterhaltung des Hormonhaushaltes bei, unterstützen die Herz-Kreislauf-Gesundheit und steigern das Energieniveau.

Flüssigkeitszufuhr:
Trinken Sie über den Tag verteilt viel Wasser, um ausreichend hydriert zu bleiben, vermeiden Sie jedoch eine übermäßige Flüssigkeitsaufnahme kurz vor dem Schlafengehen, um nächtliches Aufwachen zu verhindern.

Unterstützung bei psychischen Problemen:
Behandeln Sie psychische Probleme wie Angstzustände und Depressionen bei Bedarf mit der Hilfe eines Psychologen.
Beteiligen Sie sich an Aktivitäten, die das emotionale Wohlbefinden fördern, wie etwa Hobbys, soziale Kontakte und Achtsamkeitsübungen.

Gesundes Gewichtsmanagement:
Halten Sie durch eine ausgewogene Ernährung und regelmäßige Bewegung ein gesundes Gewicht.

Übergewicht kann sich auf den Hormonspiegel und die Herz-Kreislauf-Gesundheit auswirken, die für die Erektionsfunktion wichtig sind.

Vermeiden Sie schädliche Gewohnheiten:
Begrenzen oder vermeiden Sie Ihren Alkoholkonsum, da übermäßiger Alkoholkonsum den Schlaf stören und sich negativ auf die sexuelle Leistungsfähigkeit auswirken kann.
Vermeiden Sie das Rauchen, da es die Blutgefäße schädigen und die Durchblutung beeinträchtigen kann, was sich wiederum auf die Erektionsfähigkeit auswirken kann.

Regelmäßige ärztliche Untersuchungen:
Gehen Sie regelmäßig zu Kontrolluntersuchungen und Screenings zu Ihrem Arzt, um Ihren allgemeinen Gesundheitszustand zu überwachen und auftretende Probleme zu behandeln.
Behandeln Sie chronische Erkrankungen wie Diabetes, Bluthochdruck und hohen Cholesterinspiegel, die die Erektionsfähigkeit beeinträchtigen können.

Soziale und emotionale Unterstützung:
Bauen Sie unterstützende Beziehungen zu Freunden und Familie auf und pflegen Sie diese, um das emotionale Wohlbefinden zu steigern.
Suchen Sie bei Beziehungsproblemen oder emotionalen Herausforderungen die Unterstützung eines Therapeuten oder Beraters.

Integrative Ansätze
Geist-Körper-Übungen:

Beteiligen Sie sich an Praktiken wie Yoga und Tai Chi, die körperliche Bewegung, Atemübungen und Achtsamkeit kombinieren, um Entspannung, Stressbewältigung und die allgemeine Gesundheit zu fördern.

Ganzheitliche Therapien:
Entdecken Sie ergänzende Therapien wie Akupunktur oder Massagetherapie, um körperlichen und emotionalen Stress abzubauen und Entspannung zu fördern.

Natürliche Nahrungsergänzungsmittel:
Erwägen Sie die Einnahme von Nahrungsergänzungsmitteln wie Melatonin, Magnesium oder pflanzlichen Heilmitteln, die dafür bekannt sind, den Schlaf zu fördern und Stress abzubauen. Konsultieren Sie jedoch immer einen Arzt, bevor Sie mit der Einnahme neuer Nahrungsergänzungsmittel beginnen.
Indem Sie diese Strategien in Ihren Alltag integrieren, können Sie die Schlafqualität verbessern, das allgemeine Wohlbefinden steigern und die sexuelle Gesundheit unterstützen. Ein ganzheitlicher Ansatz, der körperliche, geistige und emotionale Aspekte berücksichtigt, führt zu den besten Ergebnissen bei der Behandlung erektiler Dysfunktion und führt zu einem erfüllten, gesunden Leben.

KAPITEL 8

Regelmäßige medizinische Untersuchungen und Überwachung

Regelmäßige medizinische Untersuchungen und Überwachungen sind wesentliche Bestandteile der Erhaltung der allgemeinen Gesundheit und der Behandlung von Problemen wie erektiler Dysfunktion (ED). Indem Sie Ihre Gesundheit proaktiv managen, können Sie potenzielle Probleme frühzeitig erkennen, bestehende Erkrankungen überwachen und notwendige Anpassungen an Ihrem Behandlungsplan vornehmen. Hier ist eine ausführliche Anleitung zur Bedeutung regelmäßiger Untersuchungen und Überwachungen für die Behandlung von ED und die Förderung des allgemeinen Wohlbefindens:

Bedeutung regelmäßiger Kontrolluntersuchungen

Früherkennung gesundheitlicher Probleme:
Regelmäßige Kontrolluntersuchungen können dabei helfen, Grunderkrankungen zu erkennen, die zu erektiler Dysfunktion beitragen können, wie etwa Diabetes, Bluthochdruck oder Herz-Kreislauf-Erkrankungen.
Eine frühzeitige Erkennung ermöglicht ein rechtzeitiges Eingreifen und eine rechtzeitige Behandlung, wodurch Komplikationen vermieden und die Behandlungsergebnisse verbessert werden können.

Überwachung chronischer Erkrankungen:
Chronische Erkrankungen wie Diabetes und Bluthochdruck können die Erektionsfähigkeit beeinträchtigen. Regelmäßige Kontrolluntersuchungen

stellen sicher, dass diese Erkrankungen gut behandelt und bei Bedarf angepasst werden.

Eine wirksame Behandlung chronischer Erkrankungen kann das Risiko einer erektilen Dysfunktion und anderer damit verbundener Komplikationen verringern.

Beurteilung der Arzneimittelwirkungen:
Wenn Sie Medikamente gegen andere gesundheitliche Probleme einnehmen, kann Ihr Arzt Sie durch regelmäßige Kontrolluntersuchungen auf Nebenwirkungen überwachen, die Ihre Sexualfunktion beeinträchtigen könnten.

Anpassungen der Medikation oder alternative Behandlungsmethoden können auf Grundlage Ihres Gesundheitszustands und eventuell aufgetretener Nebenwirkungen vorgenommen werden.

Bewertung der Behandlungswirksamkeit:
Bei Patienten, die sich einer erektilen Dysfunktion unterziehen, helfen regelmäßige Nachuntersuchungen dabei, die Wirksamkeit der gewählten Behandlung zu beurteilen und notwendige Anpassungen vorzunehmen.

Durch die Überwachung des Fortschritts können Anpassungen vorgenommen werden, um die Ergebnisse zu verbessern und auftretende Probleme zu lösen.

Vorbeugende Pflege:
Regelmäßige Kontrolluntersuchungen umfassen Screenings auf verschiedene Gesundheitszustände und vorbeugende Maßnahmen, die die allgemeine Gesundheit und das Wohlbefinden unterstützen.

Durch vorbeugende Maßnahmen können potenzielle Gesundheitsrisiken beseitigt werden, bevor sie sich zu ernsteren Problemen entwickeln.

Wichtige Bestandteile regelmäßiger Kontrolluntersuchungen
Umfassende Gesundheitsbewertung:
Zu einer gründlichen Untersuchung gehören die Messung der Vitalfunktionen, die Überprüfung der Krankengeschichte und die Erörterung sämtlicher Symptome oder Bedenken.
Diese Beurteilung trägt dazu bei, ein vollständiges Bild Ihres Gesundheitszustands zu erstellen und Bereiche zu identifizieren, die Aufmerksamkeit erfordern.

Screenings und Tests:
Zu den üblichen Tests können Blutdruckmessungen, Blutuntersuchungen zur Überprüfung des Glukose- und Cholesterinspiegels und andere relevante Screenings auf der Grundlage individueller Risikofaktoren gehören.
Regelmäßige Untersuchungen zur Herz-Kreislauf-Gesundheit, zum Hormonspiegel und zu anderen relevanten Faktoren sind für die Behandlung von Erkrankungen, die die Erektionsfähigkeit beeinträchtigen, unerlässlich.

Überprüfung der Lebensstilfaktoren:
Wenn Sie mit Ihrem Arzt über Ihre Lebensgewohnheiten wie Ernährung, Bewegung, Alkoholkonsum und Rauchen sprechen, können Sie Bereiche identifizieren, die verbessert werden können.

Änderungen des Lebensstils können die allgemeine Gesundheit und die sexuelle Funktion erheblich beeinträchtigen.

Beurteilung der psychischen Gesundheit:
Die psychische Gesundheit ist eng mit der sexuellen Gesundheit verknüpft. Regelmäßige Untersuchungen sollten Gespräche über Stress, Ängste und emotionales Wohlbefinden beinhalten.
Die Berücksichtigung psychischer Probleme kann die Behandlungsergebnisse bei erektiler Dysfunktion verbessern und die allgemeine Lebensqualität steigern.

Medikamentenüberprüfung:
Besprechen Sie mit Ihrem Arzt alle derzeit eingenommenen Medikamente, um deren Auswirkungen auf die sexuelle Gesundheit und das allgemeine Wohlbefinden zu beurteilen.
Aufgrund von Neben- oder Wechselwirkungen können Anpassungen oder Änderungen der Medikation erforderlich sein.

Überwachung bestimmter Gesundheitszustände
Herz-Kreislauf-Gesundheit:
Eine regelmäßige Überwachung des Blutdrucks, des Cholesterinspiegels und anderer kardiovaskulärer Risikofaktoren ist von entscheidender Bedeutung, da die kardiovaskuläre Gesundheit eng mit der Erektionsfunktion zusammenhängt.
Durch die Aufrechterhaltung einer gesunden Durchblutung und die Behandlung eventueller Herz-Kreislauf-Probleme können Sie die erektile Dysfunktion lindern oder ihr vorbeugen.

Diabetes-Management:
Für Menschen mit Diabetes ist die regelmäßige
Überwachung des Blutzuckerspiegels und ein
umfassendes Diabetesmanagement von entscheidender
Bedeutung.
Eine gute Blutzuckerkontrolle kann einer mit Diabetes
verbundenen erektilen Dysfunktion vorbeugen oder das
Risiko dafür verringern.

Hormonspiegel:
Hormonelle Ungleichgewichte, einschließlich niedriger
Testosteronspiegel, können zu erektiler Dysfunktion
beitragen. Die Überwachung des Hormonspiegels durch
Bluttests kann bei der Behandlung hormonbedingter
Probleme helfen.

Gesundheit der Prostata:
Regelmäßige Untersuchungen der Prostatagesundheit,
insbesondere bei älteren Männern, können dazu
beitragen, Probleme wie eine benigne
Prostatahyperplasie (BPH) oder Prostatakrebs zu
erkennen, die die Sexualfunktion beeinträchtigen
können.

**Aufbau einer Partnerschaft mit Ihrem
Gesundheitsdienstleister**
Offene Kommunikation:
Kommunizieren Sie offen mit Ihrem Arzt über etwaige
Bedenken, Symptome oder Veränderungen Ihres
Gesundheitszustands.
Besprechen Sie Ihre Ziele im Hinblick auf die
Behandlung der erektilen Dysfunktion und Ihre

allgemeine Gesundheit, um einen individuellen Behandlungsplan zu entwickeln.
Nachverfolgung und Einhaltung:

Halten Sie empfohlene Nachsorgetermine und Behandlungspläne ein. Konsequente Überwachung und Einhaltung der Empfehlungen verbessern die Gesundheitsergebnisse.
Informieren Sie Ihren Arzt über alle neuen Symptome oder Änderungen Ihres Zustands zwischen den geplanten Kontrolluntersuchungen.

Informierte Entscheidungsfindung:
Bleiben Sie über Ihren Gesundheitszustand und Ihre Behandlungsmöglichkeiten informiert. Stellen Sie Fragen und bitten Sie um Klärung aller Aspekte Ihrer Pflege.
Verschaffen Sie sich das nötige Wissen, um fundierte Entscheidungen über Ihre Gesundheit und Behandlung zu treffen.

Präventive und proaktive Maßnahmen
Impfungen und Vorsorgeuntersuchungen:
Halten Sie die empfohlenen Impfungen und Vorsorgeuntersuchungen entsprechend Ihrem Alter, Gesundheitszustand und Ihren Risikofaktoren ein.
Präventive Maßnahmen helfen, Erkrankungen vorzubeugen und die allgemeine Gesundheit zu unterstützen.

Gesundheits- und Wellnesserziehung:

Nutzen Sie Bildungsressourcen und -programme, die Informationen zum Umgang mit Gesundheitszuständen und zur Förderung des Wohlbefindens bieten.

Indem Sie sich über Gesundheitsthemen auf dem Laufenden halten, können Sie bessere Entscheidungen für Ihren Lebensstil treffen und Ihre Erkrankungen wirksam behandeln.

Regelmäßige medizinische Untersuchungen und Überwachung sind für die Erhaltung einer guten Gesundheit und die Behandlung von Erkrankungen wie ED von grundlegender Bedeutung. Indem Sie proaktiv bleiben und sich um Ihre Gesundheit kümmern, können Sie Probleme frühzeitig angehen, die Behandlung optimieren und Ihre allgemeine Lebensqualität verbessern.

KAPITEL 9

Erstellen eines personalisierten Plans

Ein personalisierter Plan zur Behandlung erektiler Dysfunktion (ED) beinhaltet einen umfassenden Ansatz, der individuelle Gesundheitsbedürfnisse, Lebensstilfaktoren und Behandlungspräferenzen berücksichtigt. Hier ist eine Schritt-für-Schritt-Anleitung zum Erstellen eines personalisierten Plans:

Bewerten Sie Ihren aktuellen Gesundheitszustand
Krankengeschichte:
Besprechen Sie Ihre Krankengeschichte mit Ihrem Arzt. Dabei sollten auch chronische Erkrankungen, frühere Behandlungen und gesundheitliche Probleme in der Familie berücksichtigt werden.

Symptombewertung:
Besprechen Sie Ihre Symptome im Detail, einschließlich Beginn, Häufigkeit und Schwere der erektilen Dysfunktion.
Identifizieren Sie alle möglichen Auslöser oder beitragenden Faktoren wie Stress, Medikamente oder Lebensgewohnheiten.

Gesundheitsbeurteilungen:
Unterziehen Sie sich den entsprechenden Tests und Untersuchungen, um Ihren allgemeinen Gesundheitszustand zu beurteilen und etwaige Grunderkrankungen zu identifizieren, die die Erektionsfähigkeit beeinträchtigen.

Zu den üblichen Untersuchungen können Blutuntersuchungen, Untersuchungen des Hormonspiegels, kardiovaskuläre Untersuchungen und ein Diabetes-Screening gehören.

Identifizieren Sie die zugrunde liegenden Ursachen
Körperliche Ursachen:
Untersuchen Sie, ob häufige körperliche Ursachen für erektile Dysfunktion vorliegen, wie etwa Herz-Kreislauf-Erkrankungen, Diabetes, hormonelle Ungleichgewichte oder neurologische Erkrankungen.

Psychologische Faktoren:
Berücksichtigen Sie psychologische Faktoren wie Stress, Angst, Depression oder Beziehungsprobleme, die zu erektiler Dysfunktion beitragen können.

Medikamentenüberprüfung:
Besprechen Sie mit Ihrem Arzt alle derzeit eingenommenen Medikamente, um festzustellen, ob diese Ihre Sexualfunktion beeinträchtigen könnten.

Ziele und Vorgaben festlegen
Kurzfristige Ziele:
Setzen Sie sich unmittelbare Ziele, wie etwa die Verbesserung der Schlafqualität, die Reduzierung von Stress oder eine Ernährungsumstellung.
Langfristige Ziele:
Setzen Sie sich langfristige Ziele zur Bewältigung der erektilen Dysfunktion, wie etwa das Erreichen und Erhalten einer Erektionsfähigkeit, die Verbesserung der allgemeinen Gesundheit oder die Steigerung der Zufriedenheit in Ihrer Beziehung.

Entwickeln Sie einen umfassenden Behandlungsplan

Änderungen des Lebensstils:

Ernährung: Nehmen Sie eine ausgewogene Ernährung mit viel Obst, Gemüse, Vollkorn, magerem Eiweiß und gesunden Fetten zu sich.

Bewegung: Integrieren Sie regelmäßige körperliche Aktivitäten, um die Herz-Kreislauf-Gesundheit zu verbessern, Stress abzubauen und das allgemeine Wohlbefinden zu unterstützen.

Schlaf: Verbessern Sie die Schlafqualität durch gleichmäßige Schlafpläne, eine entspannende Schlafenszeitroutine und eine angenehme Schlafumgebung.

Stressbewältigung: Üben Sie stressreduzierende Techniken wie Achtsamkeit, Meditation oder Entspannungsübungen.

Medizinische Behandlungen:

Medikamente: Besprechen Sie mit Ihrem Arzt die Einnahme oraler Medikamente wie PDE5-Hemmer (z. B. Viagra, Cialis) oder andere Behandlungsmöglichkeiten.

Therapien: Informieren Sie sich gegebenenfalls über andere medizinische Behandlungsmöglichkeiten wie Hormontherapie, Penisinjektionen, Vakuumpumpen oder Penisimplantate.

Psychologische Unterstützung:

Therapie: Erwägen Sie eine Einzel- oder Paartherapie, um psychologische Faktoren wie Ängste, Depressionen oder Beziehungsprobleme anzugehen.

Beratung: Nehmen Sie an einer Beratung teil, um die Kommunikation und Intimität in Ihrer Beziehung zu verbessern.

Alternative Therapien:
Akupunktur: Entdecken Sie Akupunktur als ergänzende Therapie zur Verbesserung der Erektionsfähigkeit und Stressreduzierung.
Pflanzliche Heilmittel: Konsultieren Sie einen Arzt über die Verwendung von natürlichen Nahrungsergänzungsmitteln oder pflanzlichen Heilmitteln, die die sexuelle Gesundheit unterstützen können.

Überwachen Sie den Fortschritt und passen Sie ihn bei Bedarf an
Regelmäßige Kontrolluntersuchungen:
Vereinbaren Sie regelmäßige Nachsorgetermine mit Ihrem Arzt, um den Fortschritt zu überwachen und Ihren Behandlungsplan ggf. anzupassen.

Symptome verfolgen:
Führen Sie ein Protokoll über Ihre Symptome, Behandlungsreaktionen und alle Veränderungen Ihres Zustands. Diese Informationen können Ihnen dabei helfen, Ihren Plan anzupassen.

Wirksamkeit bewerten:
Bewerten Sie die Wirksamkeit Ihres Behandlungsplans anhand Ihrer Ziele und Ergebnisse. Nehmen Sie bei Bedarf Änderungen vor, um die Ergebnisse zu verbessern oder neue Probleme anzugehen.

Betreiben Sie kontinuierliches Gesundheitsmanagement

Ausbildung:
Bleiben Sie über ED und damit verbundene Gesundheitszustände durch seriöse Quellen und fortlaufende Weiterbildung auf dem Laufenden.
Support-Netzwerke:

Engagieren Sie sich in Selbsthilfegruppen oder Netzwerken, um Erfahrungen auszutauschen und zusätzliche Einblicke in den Umgang mit erektiler Dysfunktion zu gewinnen.

Kontinuität im Lebensstil:
Behalten Sie gesunde Lebensgewohnheiten bei und integrieren Sie alle neuen Strategien oder Praktiken, die sich in Ihrem Plan als wirksam erwiesen haben.

Suchen Sie professionelle Beratung

Gesundheitsdienstleister:
Arbeiten Sie mit Gesundheitsdienstleistern wie Allgemeinmedizinern, Urologen, Endokrinologen und Psychologen zusammen, um einen umfassenden Ansatz zur Behandlung der erektilen Dysfunktion zu gewährleisten.

Spezialisten:
Konsultieren Sie bei Bedarf Spezialisten zu gezielten Behandlungsmöglichkeiten oder fortschrittlichen Therapien, die auf Ihre speziellen Bedürfnisse zugeschnitten sind.

Indem Sie einen individuellen Plan zur Behandlung erektiler Dysfunktion erstellen, können Sie die zugrunde liegenden Ursachen angehen, realistische Ziele setzen und einen umfassenden Ansatz zur Verbesserung Ihrer sexuellen Gesundheit und Ihres allgemeinen Wohlbefindens umsetzen. Regelmäßige Überwachung und Anpassungen tragen dazu bei, dass Ihr Plan wirksam bleibt und Ihren sich ändernden Bedürfnissen gerecht wird.

KAPITEL 10

Erfolgsgeschichten und Erfahrungsberichte

Erfolgsgeschichten und Erfahrungsberichte können wertvolle Einblicke und Motivation für Menschen bieten, die mit erektiler Dysfunktion (ED) zu kämpfen haben. Sie liefern Beispiele aus der Praxis, wie Menschen mit unterschiedlichen Ansätzen die mit ED verbundenen Herausforderungen überwunden haben. Hier sind einige anschauliche Erfolgsgeschichten und Erfahrungsberichte, die verschiedene Aspekte der Bewältigung und Behandlung von ED beleuchten:

Erfolgsgeschichte: Lebensstiländerungen und verbesserte Gesundheit

Name: John, 52

Hintergrund: John kämpfte mehrere Jahre mit erektiler Dysfunktion, die er auf seinen sitzenden Lebensstil und seine schlechte Ernährung zurückführte. Er beschloss, seinen Lebensstil grundlegend zu ändern, unter anderem eine gesündere Ernährung, ein regelmäßiges Trainingsprogramm und eine Verbesserung seiner Schlafhygiene.

Reise:

Ernährung: John stellte auf eine ausgewogene Ernährung mit viel Gemüse, Obst, magerem Eiweiß und Vollkorn um. Er reduzierte seinen Konsum von verarbeiteten Lebensmitteln und zuckerhaltigen Getränken.

Bewegung: Er begann mit einem konsequenten Trainingsprogramm, das Herz-Kreislauf-Training und Krafttraining umfasste.
Schlaf: John verbesserte seine Schlafgewohnheiten, indem er einen regelmäßigen Schlafrhythmus etablierte und eine entspannende Schlafenszeitroutine entwickelte.
Ergebnis: Nach sechs Monaten dieser Veränderungen erlebte John eine deutliche Verbesserung seiner Erektionsfähigkeit. Er berichtete von einem höheren Energieniveau, einer besseren allgemeinen Gesundheit und einem erneuerten Selbstvertrauen in seinem Sexualleben.

Erfahrungsbericht: „Die Änderung meines Lebensstils war eine Herausforderung, aber es war jede Mühe wert. Ich fühle mich gesünder und selbstbewusster und meine Beziehung war noch nie so gut. Es ist erstaunlich, wie viel besser ich mich insgesamt fühle, nicht nur in Bezug auf meine sexuelle Gesundheit."

Erfolgsgeschichte: Psychologische Beratung und Paartherapie
Name: David, 45
Hintergrund: Davids ED war größtenteils auf Leistungsangst und Beziehungsstress zurückzuführen. Obwohl er in einer liebevollen Beziehung war, fühlte er einen erheblichen Leistungsdruck, der seine ED-Symptome verschlimmerte.

Reise:

Beratung: David begann eine Einzelberatung, um seine Lampenfieber und seinen zugrunde liegenden Stress anzugehen.

Beziehungstherapie: Er und sein Partner nahmen an einer Paartherapie teil, um die Kommunikation zu verbessern und Beziehungsprobleme anzugehen.

Ergebnis: David stellte fest, dass die Auseinandersetzung mit seinen psychologischen und zwischenmenschlichen Problemen der Schlüssel zur Überwindung seiner erektilen Dysfunktion war. Durch Beratung und Therapie gewann er an Selbstvertrauen und verbesserte seine sexuelle Leistungsfähigkeit. Auch seine Beziehung profitierte von besserer Kommunikation und emotionaler Unterstützung.

Erfahrungsbericht: „Beratung und Paartherapie haben für mich alles verändert. Ich habe gelernt, mit meiner Angst umzugehen und besser mit meinem Partner zu kommunizieren. Es ist unglaublich, wie sehr das unsere Beziehung und meine sexuelle Gesundheit verändert hat."

Erfolgsgeschichte: Kombination aus medizinischer Behandlung und alternativen Therapien
Name: Michael, 60

Hintergrund: Michaels erektile Dysfunktion war auf Herz-Kreislauf-Erkrankungen und Diabetes zurückzuführen. Er suchte nach einer Kombination aus medizinischen und alternativen Behandlungen, um seinen Zustand in den Griff zu bekommen.

Reise:

Medizinische Behandlung: Michael wurden PDE5-Hemmer verschrieben und er arbeitete eng mit seinem Arzt zusammen, um seine Herz-Kreislauf-Gesundheit und seinen Diabetes zu behandeln.

Alternative Therapien: Er erforschte auch Akupunktur und pflanzliche Nahrungsergänzungsmittel als ergänzende Therapien.

Ergebnis: Michaels umfassender Ansatz führte zu deutlichen Verbesserungen seiner Erektionsfähigkeit. Die Kombination aus medizinischer Behandlung und alternativen Therapien half ihm, seine Grunderkrankungen in den Griff zu bekommen und sein allgemeines Wohlbefinden zu steigern.

Erfahrungsbericht: „Die Kombination aus traditioneller Medizin und alternativen Therapien hat einen großen Unterschied gemacht. Meine erektile Dysfunktion hat sich verbessert und ich habe mich insgesamt besser gefühlt. Es war ein ganzheitlicher Ansatz, der sowohl meine körperliche Gesundheit als auch mein geistiges Wohlbefinden berücksichtigt hat.“

Erfolgsgeschichte: Hormonelle Ungleichgewichte beheben

Name: Robert, 50

Hintergrund: Roberts erektile Dysfunktion war teilweise auf einen niedrigen Testosteronspiegel zurückzuführen. Er suchte medizinische Hilfe, um dieses hormonelle Ungleichgewicht zu beheben.

Reise:

Hormontherapie: Robert unterzog sich einer Hormontherapie, um seinen Testosteronspiegel zu normalisieren.

Anpassungen des Lebensstils: Neben der Hormontherapie änderte er seinen Lebensstil, um seine allgemeine Gesundheit zu unterstützen.

Ergebnis: Durch einen ausgeglichenen Testosteronspiegel und einen gesünderen Lebensstil konnte Robert eine deutliche Verbesserung seiner Erektionsfähigkeit und seiner allgemeinen Vitalität feststellen.

Erfahrungsbericht: „Die Behandlung meines hormonellen Ungleichgewichts war entscheidend. Die Hormontherapie hat Wunder gewirkt und die Kombination mit einer Änderung des Lebensstils hat den entscheidenden Unterschied gemacht. Ich fühle mich wie ein neuer Mensch."

Erfolgsgeschichte: Ganzheitlicher Ansatz mit regelmäßiger Überwachung
Name: James, 55

Hintergrund: James litt in der Vergangenheit unter Bluthochdruck und er litt unter erektiler Dysfunktion. Er beschloss, seine Gesundheit proaktiv und umfassend zu managen.

Reise:

Regelmäßige Kontrolluntersuchungen: James verpflichtete sich zu regelmäßigen Kontrolluntersuchungen, um seinen Bluthochdruck und seinen allgemeinen Gesundheitszustand zu überwachen.

Behandlungsplan: Er befolgte einen Behandlungsplan, der Medikamente gegen Bluthochdruck, Änderungen des Lebensstils und eine kontinuierliche Gesundheitsüberwachung umfasste.
Ergebnis: James konnte seinen Bluthochdruck erfolgreich in den Griff bekommen und seine Erektionsfähigkeit verbesserte sich. Regelmäßige Kontrolluntersuchungen ermöglichten zeitnahe Anpassungen seines Behandlungsplans, was zu besseren Ergebnissen führte.

Erfahrungsbericht: „Es hat einen großen Unterschied gemacht, dass ich mit regelmäßigen Kontrolluntersuchungen auf meine Gesundheit geachtet habe. Die effektive Behandlung meines Bluthochdrucks hat dazu beigetragen, meine erektile Dysfunktion zu lindern. Es geht darum, proaktiv zu bleiben und eng mit meinem Arzt zusammenzuarbeiten."

Die wichtigsten Erkenntnisse
Personalisierter Ansatz: Erfolgsgeschichten unterstreichen die Bedeutung eines personalisierten Ansatzes, der auf individuelle Gesundheitsbedürfnisse und -präferenzen eingeht.

Ganzheitliche Strategien: Die Kombination aus Änderungen des Lebensstils, medizinischen Behandlungen, psychologischer Unterstützung und alternativen Therapien kann zu erheblichen Verbesserungen führen.

Laufende Überwachung: Regelmäßige Kontrolluntersuchungen und Überwachungen sind für die Behandlung zugrunde liegender Erkrankungen und die wirksame Anpassung von Behandlungsplänen von entscheidender Bedeutung.

Unterstützung und Vertrauen: Viele Menschen stellen fest, dass die Berücksichtigung psychologischer Faktoren und eine verbesserte Kommunikation mit dem Partner zum Erfolg beitragen.

Diese Erfolgsgeschichten zeigen, dass die effektive Behandlung von ED oft einen vielschichtigen Ansatz erfordert. Durch die Anpassung der Behandlungspläne an individuelle Bedürfnisse und das Engagement für Gesundheit und Wohlbefinden können viele Menschen positive Ergebnisse erzielen und ihre Lebensqualität verbessern.

KAPITEL 11

Abschluss

Erektile Dysfunktion (ED) kann eine schwierige Erkrankung sein, aber eine Reihe natürlicher Ansätze und Änderungen des Lebensstils können sie wirksam behandeln und sogar überwinden. Das Verständnis der verschiedenen verfügbaren Methoden und Strategien befähigt den Einzelnen, die Kontrolle über seine Gesundheit zu übernehmen und sein sexuelles Wohlbefinden zu verbessern. Hier ist eine Zusammenfassung der natürlichen Ansätze zur Behandlung von ED und Tipps zur langfristigen Aufrechterhaltung der Erektionsgesundheit:

Zusammenfassung natürlicher Ansätze zur Behandlung von ED

Identifizieren und Behandeln zugrunde liegender Gesundheitszustände:
Die Behandlung und Bewältigung zugrunde liegender Gesundheitsprobleme wie Diabetes, Herz-Kreislauf-Erkrankungen und hormoneller Ungleichgewichte ist für die Verbesserung der Erektionsfähigkeit von entscheidender Bedeutung.

Herzgesunde Lebensstiländerungen:
Eine herzgesunde Ernährung, regelmäßige körperliche Aktivität und die Einhaltung eines gesunden Körpergewichts fördern die Herz-Kreislauf-Gesundheit, die für die Erektionsfunktion von entscheidender Bedeutung ist.

Vermeiden Sie schädliche Gewohnheiten:
Die Einschränkung oder Vermeidung des Alkoholkonsums, die Raucherentwöhnung und der Verzicht auf den Freizeitdrogenkonsum können die sexuelle Gesundheit und das allgemeine Wohlbefinden erheblich verbessern.

Stressbewältigung und psychische Gesundheit:
Der Umgang mit Stress und die Behandlung psychischer Probleme durch Entspannungstechniken, Beratung und Therapie können die sexuelle Leistungsfähigkeit und Zufriedenheit steigern.

Natürliche Nahrungsergänzungsmittel und pflanzliche Heilmittel:
Die Einnahme von Nahrungsergänzungsmitteln und pflanzlichen Heilmitteln wie Ginseng, Maca-Wurzel und L-Arginin kann zusätzliche Unterstützung bieten, sie sollten jedoch mit Vorsicht und unter professioneller Anleitung angewendet werden.

Alternative und ergänzende Therapien:
Akupunktur, Massagetherapie und andere ergänzende Methoden können bei der Stressbewältigung helfen, die allgemeine Gesundheit verbessern und zu einer besseren Erektionsfunktion beitragen.

Verbesserung des Schlafs und des allgemeinen Wohlbefindens:
Für einen guten Schlaf, eine ausgewogene Ernährung, ausreichende Flüssigkeitszufuhr und regelmäßige Bewegung sorgen, um die allgemeine Gesundheit und die sexuelle Funktion zu fördern.

Regelmäßige ärztliche Untersuchungen und Überwachung:
Regelmäßige Untersuchungen und die Überwachung des Gesundheitszustands tragen dazu bei, zugrunde liegende Probleme frühzeitig zu erkennen, die Wirksamkeit der Behandlung zu beurteilen und notwendige Anpassungen vorzunehmen.

Erstellen eines personalisierten Plans:
Durch die Entwicklung eines maßgeschneiderten Plans, der auf die individuellen Gesundheitsbedürfnisse, Ziele und Präferenzen eingeht, wird ein umfassender Ansatz zur Behandlung der erektilen Dysfunktion gewährleistet.

Langfristige Erhaltung der erektilen Gesundheit
Nachhaltige Änderungen des Lebensstils:
Befolgen Sie weiterhin eine herzgesunde Ernährung, treiben Sie regelmäßig Sport und achten Sie auf Ihre Schlafhygiene, um eine langfristige Erektionsgesundheit zu unterstützen.

Kontinuierliches Gesundheitsmanagement:
Überwachen und behandeln Sie alle zugrunde liegenden Gesundheitszustände wie Bluthochdruck oder Diabetes regelmäßig, um Komplikationen vorzubeugen und Ihre allgemeine Gesundheit zu erhalten.

Kontinuierliches Stressmanagement:
Integrieren Sie Techniken zur Stressreduzierung in Ihren Alltag und suchen Sie sich bei Bedarf Unterstützung bei psychischen Problemen.

Regelmäßige Kontrolluntersuchungen:
Halten Sie einen Zeitplan für regelmäßige medizinische Untersuchungen ein, um den Gesundheitszustand zu überwachen, die Wirksamkeit der Behandlung zu beurteilen und etwaige neue Probleme anzugehen.

Gesunde Gewohnheiten:
Vermeiden Sie schädliche Gewohnheiten wie übermäßigen Alkoholkonsum und Rauchen, da diese sich negativ auf die Erektionsfähigkeit und die allgemeine Gesundheit auswirken können.

Unterstützende Beziehungen:
Pflegen Sie eine offene Kommunikation mit Ihrem Partner und suchen Sie bei Bedarf eine Paarberatung auf, um alle Probleme zu besprechen, die die sexuelle Gesundheit beeinträchtigen könnten.

Bildungsbewusstsein:
Bleiben Sie über Fortschritte bei Behandlungen, Lebensstil-Empfehlungen und Gesundheitsmanagementstrategien auf dem Laufenden, um fundierte Entscheidungen über Ihre Pflege treffen zu können.

Anpassen und Einstellen:
Seien Sie offen dafür, Ihren Ansatz aufgrund von Veränderungen Ihres Gesundheitszustands, neuer Forschungsergebnisse oder sich entwickelnder Behandlungsmöglichkeiten anzupassen.

Durch die Integration dieser natürlichen Ansätze und die Beibehaltung eines proaktiven, ganzheitlichen

Gesundheitsansatzes können Betroffene ihre erektile Dysfunktion wirksam in den Griff bekommen und sich langfristig einer sexuellen Gesundheit und eines allgemeinen Wohlbefindens erfreuen.